Larissa Silva Lima
Alessandra Biagi

Incidence de la douleur fémuro-patellaire chez les étudiants en physiothérapie

AF156425

Larissa Silva Lima
Alessandra Biagi

Incidence de la douleur fémuro-patellaire chez les étudiants en physiothérapie

École de médecine ABC

ScienciaScripts

This book is a translation from the original published under ISBN 978-613-9-74011-6.

Publisher:
Sciencia Scripts
is a trademark of
Dodo Books Indian Ocean Ltd. and OmniScriptum S.R.L publishing group

120 High Road, East Finchley, London, N2 9ED, United Kingdom
Str. Armeneasca 28/1, office 1, Chisinau MD-2012, Republic of Moldova, Europe
Printed at: see last page
ISBN: 978-620-6-23919-2

RÉSUMÉ

Résumé

Introduction :

Le syndrome douloureux fémoro-patellaire se caractérise principalement par une douleur dans la partie antérieure et rétropatellaire du genou lors d'activités simples de la vie quotidienne telles que la course, la position accroupie, la position assise prolongée, la montée et la descente de marches, le cyclisme, les sauts et la pratique d'un sport. Les autres signes observés sont la crépitation rotulienne, l'œdème et le blocage de l'articulation.

Objectif :

Évaluer les plaintes de douleur et l'efficacité du traitement de l'articulation du genou chez les étudiants du cours de physiothérapie de l'école de médecine ABC.

Méthodes :

91 étudiants en physiothérapie ont répondu au questionnaire. Sur ce total, seuls 8 ont participé aux séances de rééducation hebdomadaires, sur une période de 2 mois. Après la fin du traitement, ils ont été réévalués à l'aide du même instrument.

Résultats :

Seules des femmes ont participé aux séances de rééducation. On a constaté une amélioration de l'intensité de la claudication et une diminution du besoin de soutien pendant la marche. En ce qui concerne le mouvement dans les escaliers, peu de personnes ont montré une déficience. Quant au mouvement d'accroupissement, il a été facilité. En ce qui concerne l'instabilité articulaire, la plainte a diminué. La douleur était considérée comme légère lors de l'exécution d'exercices lourds et l'œdème a considérablement diminué.

Conclusion :

La recherche a permis de constater qu'un étudiant sur trois présente des signes de douleur fémoro-patellaire. Des plaintes importantes, qui limitaient la fonction quotidienne, ont été atténuées après la rééducation. Malgré cela, il est suggéré de poursuivre l'étude sur une plus longue période et avec un plus grand nombre de participants, afin que les résultats soient plus significatifs.

Mots clés : douleur fémoro-patellaire, universitaires, rééducation

CHAPITRE 1

INTRODUCTION

L'articulation du genou est une articulation intermédiaire du membre inférieur qui comprend l'extrémité distale du fémur, l'extrémité proximale du tibia et la rotule. Ces trois os sont reliés par des ligaments (ligament croisé antérieur, ligament croisé postérieur, ligament collatéral médial, ligament collatéral latéral et angle postéro-latéral) et des muscles (quadriceps, poplité, ischio-jambiers, biceps fémoral, demi-tendineux, demi-membranaire, sartorius et gracilis). Le plus grand muscle du genou est le quadriceps (formé par le rectus femoris, le vastus medialis, le vastus lateralis et le vastus intermedius) qui a pour fonction l'extension du genou. Pour fonctionner parfaitement, le genou a besoin de l'intégration et de l'intégrité de tous ces éléments. Dans la biomécanique normale de l'articulation du genou, la rotule doit suivre une trajectoire rectiligne sur le fémur lors de l'extension du genou. Les principales fonctions du genou chez l'homme sont la position orthostatique, la propulsion antérieure du corps, la saisie d'un objet au sol, la montée et la descente d'une pente et la course[1] .

Actuellement, un problème affectant l'articulation du genou, appelé syndrome fémoro-patellaire, a été reconnu dans la population. Ce syndrome affecte les athlètes, les adolescents et les jeunes adultes physiquement actifs, qui présentent le symptôme commun d'une douleur dans la partie antérieure et rétropatellaire du genou[2,3] lors d'activités simples de la vie quotidienne telles que courir, s'accroupir, s'asseoir pendant une période prolongée, monter et descendre des marches, faire du vélo, sauter et pratiquer des sports[2,4]. Les autres signes observés sont la crépitation rotulienne, l'œdème et le blocage de l'articulation. Ce syndrome s'accompagne toujours d'une dégénérescence arthrosique de l'articulation fémoro-patellaire. Le terme de chondromalacie fémoro-patellaire a été utilisé il y a quelques années pour décrire ce syndrome, mais il est tombé en désuétude et n'est plus utilisé que pour désigner spécifiquement le ramollissement pathologique du cartilage articulaire.[4] A l'examen physique, le test de compression rotulienne (signe de Zohler) est le plus fréquent pour diagnostiquer la chondromalacie[5]. La radiographie et la tomographie assistée par ordinateur sont les examens complémentaires les plus couramment utilisés[5]. Avec l'avènement de l'arthroscopie, plusieurs classifications des lésions chondrales de la rotule ont été observées et diffusées en essayant de déterminer la taille et l'étendue de la lésion, classée comme suit : grade 1, ramollissement du cartilage ou boursouflure de la rotule.

surface articulaire cartilagineuse ; le grade 2 représente une fissure superficielle du cartilage ; le grade 3 représente une fissure plus profonde qui atteint l'os sous-chondral et le grade 4 représente l'érosion et l'exposition de l'os sous-chondral[5] . L'origine du syndrome peut être associée à une chondromalacie fémoro-patellaire[4] .

Parmi les facteurs biomécaniques les plus fréquemment liés au développement du syndrome fémoro-patellaire, les déséquilibres statiques et dynamiques se distinguent[6] . Parmi les modifications de l'équilibre statique, certains auteurs précisent que des anomalies telles qu'une pronation sous-talienne excessive, une augmentation de l'angle Q, une rotule haute ou basse, une rotation latérale du tibia, une antéversion fémorale, un genou en valgus ou en varus et un raccourcissement du rétinaculum latéral des muscles ischio-jambiers et du tractus ilio-tibial[2] , Le déséquilibre de la musculature d'extension, la faiblesse des muscles de la hanche, l'hyperactivité, la différence entre le début de la contraction musculaire entre le vaste médial oblique et le vaste latéral peuvent provoquer de telles douleurs antérieures du genou[7] . Le déséquilibre musculaire est le principal facteur qui conduit la rotule à sortir de sa biomécanique normale.

Une étude comparative réalisée en 2007 a montré que les exercices d'étirement, en particulier les exercices globaux (RPG - Rééducation Posturale Globale), devraient être indiqués principalement dans les premiers stades, où une réduction efficace de l'intensité de la douleur est visée. En outre, le traitement a également permis un meilleur réalignement du genou (réduction de l'angle Q) et une flexibilité accrue, ce qui peut faciliter le renforcement musculaire[2] . Les traitements mettant l'accent sur la force et l'entraînement fonctionnel des muscles quadriceps ont fait leurs preuves, mais ils sont récents et rares[8] . Une autre proposition est l'exercice de squat à 45° qui peut être indiqué à un stade ultérieur de la rééducation[9] . Les traitements basés sur le renforcement du muscle quadriceps fémoral permettent des améliorations importantes des principaux signes et symptômes présentés par les patients, sans différences évidentes entre ceux effectués en chaîne cinétique ouverte et en chaîne cinétique fermée2. Les traitements proposés visent à améliorer la biomécanique du genou, en minimisant le désalignement rotulien et en permettant des améliorations significatives des principaux signes et symptômes présentés.

L'objectif de cette recherche était d'évaluer l'incidence des plaintes de douleur dans l'articulation du genou chez les étudiants du cours de physiothérapie de la Faculté de médecine de l'ABC. Pour ce faire, une enquête a été menée auprès des étudiants se plaignant de douleurs au genou, un traitement thérapeutique a été mis en place conformément à la littérature proposée et l'efficacité de ce traitement a été vérifiée par le biais d'une réévaluation.

CHAPITRE 2

MÉTHODES

Il s'agit d'un travail pratique dans le cadre duquel les étudiants en physiothérapie de la faculté de médecine ABC ont répondu au questionnaire de Fulkerson (annexe A). Le projet a été approuvé lors d'une réunion du comité d'éthique de la recherche de la faculté de médecine ABC sous le numéro 33367.

Critères d'inclusion : étudiants souffrant de troubles de l'articulation du genou.

Critères d'exclusion : les étudiants qui n'ont pas accepté de participer à la recherche et qui n'ont pas signé le formulaire de consentement éclairé (annexe B).

Au total, 91 questionnaires remplis par des étudiants du cours de physiothérapie de la Faculdade de Medicina do ABC ont été évalués, dont 32 répondaient aux critères d'inclusion. Après la sélection, un groupe d'exercice a été constitué avec 8 universitaires, car seuls ces derniers pouvaient participer aux séances de rééducation, pour des raisons de disponibilité et d'emploi du temps.

Les thérapies ont duré 2 mois, avec des sessions tenues une fois par semaine, 40 minutes par session. En plus des thérapies, des exercices d'étirement et de renforcement ont été orientés à la maison sur une base quotidienne.

Les séances ont commencé par des étirements des ischio-jambiers en guise d'échauffement pour le début des exercices. Elles se sont poursuivies par le renforcement du quadriceps fémoral et du vaste médial oblique, à la fois en chaîne cinétique fermée et ouverte, la résistance des exercices étant progressivement augmentée à chaque nouvelle séance. Les séances se sont terminées par un étirement actif du quadriceps fémoral en guise de relaxation.

CHAPITRE 3

RÉSULTATS

Le tableau I montre que seules des femmes ont participé aux séances de rééducation de l'articulation du genou.

Tableau I - CLASSIFICATION DES GENRES

	L'évaluation	Réévaluation
Femme	100%	100%
Homme	0%	0%

Le tableau II montre que l'intensité de la claudication s'est améliorée et que seule une minorité présente encore des signes.

Tableau II - CLASSIFICATION EN CE QUI CONCERNE LA CLAUDICATION

	L'évaluation	Réévaluation
Jamais	76%	88%
Léger	12%	12%
Intense	12%	0%

En ce qui concerne le soutien, la nécessité d'utiliser une canne ou une béquille pendant la marche a diminué, et une minorité a montré une aggravation pendant cette activité, comme le montre le tableau ci-dessous.

Tableau III - CLASSIFICATION EN CE QUI CONCERNE LE SOUTIEN DURABLE

LA MARCHE

	L'évaluation	Réévaluation
Total	88%	88%
Canne ou béquille	12%	0%
Impossibilité de décharger le poids	0%	12%

Tableau IV - CLASSIFICATION SELON LE MOUVEMENT EN

LADDERS

	L'évaluation	Réévaluation
Pas de problème	25%	88%
Légèrement affaibli	63%	12%
Un pas après l'autre	12%	0%
Impossible	0%	0%

D'après le tableau ci-dessus, il est possible de vérifier que les personnes réévaluées ont eu une grande amélioration dans l'item relatif à la montée des escaliers. Seule une minorité a encore un mouvement légèrement altéré.

Le tableau V montre que lors du mouvement d'accroupissement, les élèves ont trouvé facile d'exécuter le mouvement, puisque la plupart d'entre eux n'ont plus de problèmes pour l'exécuter.

Tableau V - CLASSIFICATION EN MATIÈRE DE MOUVEMENT

SQUATTING

	L'évaluation	Réévaluation
Pas de problème	25%	63%
Légèrement affaibli	63%	37%
Pas au-delà de 90 degrés	0%	0%
Impossible	12%	0%

En ce qui concerne la question de l'instabilité du genou, il y a eu une diminution des plaintes, car comme le montre le tableau ci-dessous, le pourcentage d'universitaires qui ont répondu ne jamais se déformer pendant la marche a augmenté.

Tableau VI - CLASSIFICATION PAR QUESTION

INSTABILITÉ ARTICULAIRE

	L'évaluation	Réévaluation
Ne jamais déformer les faits	25%	37%
Avec une activité vigoureuse	25%	12%
Occasionnellement dans les activités indemnités journalières	25%	51%
Fréquent dans les activités quotidiennes	25%	0%
Tous les jours	0%	0%

Le tableau VII montre que certains étudiants n'ont plus de douleur dans l'articulation du genou et que la plupart de ceux qui ont encore des douleurs ne les ressentent que légèrement lors d'un exercice physique intense.

Tableau VII - CLASSIFICATION EN FONCTION DE LA DOULEUR

	L'évaluation	Réévaluation

Aucun	0%	25%
Léger lors d'un exercice intense	50%	75%
Modérée en cas d'exercice intense	38%	0%
Intense après un exercice physique intense	0%	0%
Intense après une marche de 1,6 km	0%	0%
Intense après une marche de 0,8 km	0%	0%
Constante et sévère	12%	0%

D'après le tableau VIII, on constate que l'œdème de l'articulation en question a considérablement diminué, n'apparaissant que légèrement chez une minorité d'étudiants.

Tableau VIII - CLASSIFICATION DE L'EDEMA

	L'évaluation	Réévaluation
Aucun	63%	88%
Léger	25%	12%
En cas d'exercice intensif	12%	0%
Avec des exercices communs	0	0%
Constant	0	0%

Tableau IX - COTES

	L'évaluation	Réévaluation
Excellent	0%	37%
Très bon	0%	51%
Bon	76%	0%
Satisfaisant	12%	0%
Mauvais	12%	12%

Le tableau ci-dessus montre de manière générale à quel point l'articulation du genou des universitaires a changé, ce qui montre que la grande majorité

d'entre eux ont connu une amélioration significative après les exercices de

rééducation.

Il est à noter que pour certains points, aucune amélioration n'a été

constatée, ce qui peut être attribué à la non-présence de certains

universitaires lors de certaines sessions et au fait que l'un d'entre eux s'est

foulé l'articulation du genou au cours de la semaine de traitement (2^a),

aggravant ainsi les symptômes qu'elle présentait déjà.

CHAPITRE 4

DISCUSSION

Bien que la douleur antérieure du genou puisse survenir chez n'importe qui, en particulier chez les athlètes, les femmes qui ne sont pas des athlètes semblent être plus sujettes à ce problème que les hommes qui ne sont pas des athlètes, selon l'étude de Neto[10].

Altair Junior[11] indique dans son étude que le syndrome douloureux fémoro-patellaire touche un pourcentage plus élevé de femmes, ce qui semble être lié aux hormones sexuelles et au cycle menstruel, ainsi qu'à l'augmentation de l'angle Q et à une plus grande laxité de l'articulation.

On retrouve ainsi le même résultat que dans l'étude citée ici, où les deux sexes ont été évalués, mais où la grande majorité des universitaires souffrant de douleurs fémoro-patellaires étaient des femmes.

En ce qui concerne la diminution de l'intensité de la douleur au genou dans le groupe expérimental de l'étude de Leitei[2] après l'utilisation d'un programme d'entraînement comprenant le renforcement des muscles quadriceps et l'étirement de la bande iliotibiale, le résultat a été une diminution statistiquement significative. L'étude de Miyamotoi[3] a également mis en évidence une réduction de l'intensité de la douleur, qui s'est améliorée de manière significative après l'étirement des muscles segmentaires en raison d'un meilleur alignement des articulations.

Felipe[14] indique que les symptômes de douleur et d'inflammation peuvent être gérés plus efficacement grâce à des interventions de rééducation, telles que des exercices de renforcement.

Santos[15] cite dans son étude le renforcement en huit semaines de la musculature proximale de la hanche chez 19 femmes souffrant de douleurs fémoro-patellaires, observant ainsi une amélioration de la stabilité du genou, une réduction de la douleur et une amélioration de la capacité fonctionnelle.

Pereira[16] indique que pour contrôler la dégénérescence et la synthèse du cartilage, il convient de prescrire des exercices de renforcement musculaire, principalement de la musculature du quadriceps.

Fehr[17] a conclu que les exercices de la chaîne cinétique ouverte (CCA) et de la chaîne cinétique fermée (CCF) réduisaient l'intensité de la douleur et amélioraient la fonctionnalité chez les patients souffrant du syndrome de la douleur fémoro-patellaire. L'insuffisance du vaste médial oblique étant considérée comme l'une des principales causes de la douleur fémoro-patellaire, il convient de mettre l'accent sur ce muscle dans le traitement.

Teixeira[18] soutient que les activités de renforcement de la chaîne cinétique ouverte pour le quadriceps sont plus sûres entre 0° et 30°, tandis que les activités de la chaîne cinétique fermée sont plus sûres si elles sont effectuées entre 60° et 0°, car au-dessus de cette valeur, le contact fémur-patellaire est très excessif et, à cette angulation, on obtient un plus grand recrutement du vaste médial oblique.

L'étude de Llano[19] est d'accord avec l'information selon laquelle les exercices de la chaîne cinétique ouverte et de la chaîne cinétique fermée donnent les mêmes résultats en termes de diminution de la douleur et d'amélioration de la fonction et ajoute qu'il n'y a pas non plus de différences entre les exercices concentriques et excentriques, mais conclut qu'il y a peu de preuves que le traitement par l'exercice diminue la douleur rotulienne antérieure.

L'apparition de la douleur fémoro-patellaire lors de l'appui sur le membre atteint est également très importante pour la caractérisation de cette douleur, souligne Liporaci[20] .

Comme dans la présente étude, la douleur a été prise en compte au moment de l'appui du membre pendant la marche, réduisant ainsi la nécessité d'utiliser une canne ou une béquille pendant la marche pour la majorité, et seule une minorité a vu ce mouvement altéré après l'étude, et il y a également eu une diminution générale de la douleur dans l'articulation du genou chez les étudiants traités avec les mêmes types de programmes de rééducation que ceux mentionnés précédemment par d'autres auteurs. Attention aux angulations, tant dans les exercices de la chaîne cinétique fermée que dans ceux de la chaîne cinétique ouverte.

Dans l'étude de Ferreira ([21]), une femme de 22 ans présentant une altération de l'angle Q, une latéralisation des deux rotules et une chondromalacie diagnostiquée, a suivi des exercices de musculation avec des conseils pour renforcer la musculature du quadriceps.

Résultant de la réduction de la douleur générée par le simple fait de monter et descendre les escaliers, et comme dans l'étude ici traitée, la plupart des universitaires ont eu une grande amélioration dans l'item relatif à la montée des escaliers, seule une minorité présente encore le mouvement légèrement altéré après la fin du traitement.

Cabral2 a mené un essai clinique sur 26 femmes souffrant de SSP, divisées en deux groupes : le groupe 1, composé de 14 patientes, a effectué un étirement des muscles de la chaîne postérieure selon la technique RPG ; et le groupe 2, composé de 12 patientes, a effectué un étirement segmentaire des muscles ischio-jambiers et gastrocnémiens.

Bien qu'aucune différence significative n'ait été observée entre les traitements, il a été considéré que les deux étaient assez efficaces car ils permettaient aux patients d'effectuer des mouvements quotidiens plus fonctionnels tels que s'accroupir et monter les escaliers.

Ce qui a également été constaté dans la présente étude, c'est qu'au cours du mouvement de squat, les universitaires ont fait part de leur facilité à effectuer le mouvement, la plupart d'entre eux n'ayant plus de problème dans sa réalisation et aussi, comme mentionné précédemment, quelques universitaires ont présenté une déficience dans l'acte de monter et de descendre les escaliers.

Dans l'étude de Campos[22] , le traitement physiothérapeutique proposé par le protocole de techniques de thérapie manuelle et de ressources d'électrothermophotothérapie a été appliqué à une femme souffrant d'instabilité du genou à la suite d'un syndrome fémoro-patellaire.

On peut conclure qu'après la rééducation, il y a eu une amélioration significative des signes et symptômes présentés par la patiente, ce qui l'a rendue capable d'effectuer ses activités de la vie quotidienne. Comme dans la présente étude, les plaintes d'instabilité de l'articulation du genou ont diminué.

CHAPITRE 5

CONCLUSION

Après avoir mené l'enquête, on constate que sur 3 étudiants, 1 présente des signes de douleur fémoro-patellaire. On peut également constater l'amélioration des symptômes dans ce groupe de soins. Des plaintes importantes, qui limitaient la fonction quotidienne, ont été atténuées après des séances de rééducation axées principalement sur le renforcement et l'étirement des muscles quadriceps, démontrant ainsi l'efficacité réelle d'une telle proposition dans la littérature. Malgré cela, il est suggéré de poursuivre l'étude sur une plus longue période et avec un plus grand nombre de participants, afin que les résultats soient plus significatifs.

CHAPITRE 6

RÉFÉRENCES

[1] Amatuzzi MM. Genou : articulation centrale du membre inférieur. São Paulo : Roca, 2004.

[2] Cabral CMN, Melim AMO, Sacco ICN, Marques AP. Physical therapy in patellofemoral syndrome patients : comparison of open and closed kinetic chain exercises. Acta, Ortop Bras. 2008;16(3):180-85.

[3] Cabral CMN, Yumi C, Sacco ICN, Casarotto RA, Marques A. Efficacité de deux techniques d'étirement musculaire dans le traitement du syndrome fémoro-patellaire : une étude comparative. Physiotherapy and Research 2007;14(2):48-56.

[4] Machado FA, Andreson ÁA. Chondromalacie patellaire : aspects structurels, moléculaires, morphologiques et

biomécaniques. Revista de Educação Física 2005 Apr ;(130):29-37.

[5] Monnerat E, Nunes Junior PC, Fontenele G, Pereira JS. Approche physiothérapeutique chez les patients atteints de chondromalacie patellaire. Fisioterapia Ser. 2010;5(1)57-60.

6Bevilaqua-Grossi D, Felicio LR, Simões R, Coqueiro KRR, Monteiro-Pedro V. Évaluation de l'activité électromyographique des muscles de la rotule pendant un exercice isométrique de squat chez des personnes souffrant du syndrome de douleur fémoro-patellaire. Rev Bras Med Esporte 2005 May;11(3):159-63,

[7] Garcia FR, Azevedo FM, Alves N, Carvalho AC, Padovani CR, Negrã RF. Effets de l'électrostimulation du muscle vaste médial oblique chez les patients souffrant du syndrome de douleur fémoro-patellaire : analyse électromyographique. Rev. Bras.

24

Fisioter. 2010 Dec;14(6):177-82.

[8] Nakagawa TH, Muniz TB, Baldon RM, Serrão FV. L'approche fonctionnelle des muscles de la hanche dans le traitement du syndrome douloureux fémoro-patellaire. Fisioter. Mov. 2008 Mar;21(1):65-72.

9 Gramani-say K, Pulzatto F, Santos GM, Vassimon-Barroso V, Oliveira AS, Bevilaqua-Grossi D et al. Effect of hip rotation on patellofemoral pain syndrome. Rev. bras. fisioter. 2006 Oct;10(1):75- 81.

10 Neto MG, Dourado TCF, Dourado PCF, Rodrigues Junior E, Dias RS. Application et effets de la kinésithérapie chez les personnes souffrant du syndrome de la douleur fémoro-patellaire. Revista Científica da UNIRB 2006 Jun ;(3):95- 107.

11 Altair Junior AP, Lima WC. Évaluation du syndrome douloureux fémoro-patellaire chez les femmes. RBPS

2011;24(1):5-9.

12 Leite C. Efficacité d'un entraînement neuromusculaire sur l'intensité de la douleur et l'incidence du syndrome douloureux fémoro-patellaire chez les danseurs. R. Ci. med. biol. 2006 Apr;5(1):55-62.

[13] Miyamoto GC, Soriano FR, Cabral MN. Segmental muscle stretching improves knee function and alignment in individuals with patellofemoral syndrome : preliminary study (L'étirement musculaire segmentaire améliore la fonction et l'alignement du genou chez les personnes atteintes du syndrome fémoro-patellaire). Rev. Bras. Med. Esporte 2010;16(4):269-72.

[14] Felipe COM, Navarro RN, Caballero JAR, Díaz JF, Ojeda EB. Estudio sobre la efectividad de los diferentes tratamientos en el síndrome femoropatelar. XX Jornadas canarias de traumatologia y

cirurgia ortopédica 2006;183-85.

[15] Santos RL, Souza MLSP, Santos FA. Stimulation électrique neuromusculaire dans la dysfonction fémoro-patellaire. Literature review. Acta. Ortop. Bras. 2013;21(1):52-58.

[16] Pereira ACS, Martinez DS, Silva DN, Boudakian LM, Sousa MF, Nascimento VA et al. Analysis of the knowledge of Physical Education professionals regarding the prescription of physical exercises for patients with chondromalacia patellae. R. bras. Ci. e Mov. 2011;19(1):52-57.

[17] Fehr GL, Cliquet Junior A, Cacho EWA, Miranda JB. Effectiveness of open kinetic chain and closed kinetic chain exercises in the treatment of patellofemoral pain syndrome (Efficacité des exercices de la chaîne cinétique ouverte et de la chaîne cinétique fermée dans le traitement du syndrome de douleur fémorale). Rev. Bras. Med. Esporte 2006 Apr;12(2):66-

70.

[18] Teixeira MPM, Mejia DPM. Analyse de la performance de la physiothérapie dans l'anatomophysiopathologie de la chondromalacie patellaire. Programme de troisième cycle en orthopédie et traumatologie avec accent sur les thérapies manuelles - Collège d'Ávila 2012.

[19] Llano AQ, Llano GQ, Sánchez A, Serrano JM, Broncano C, Domínguez C. Síndrome patelofemoral. Tratamiento rehabilitador. Ipain 2013;1-13.

20Liporaci RF, Saad MC, Felício LR, Baffa AP, Bevilaqua-Grossi D. Contribution de l'évaluation des signaux cliniques chez les patients atteints du syndrome douloureux fémoro-patellaire. Acta ortop. Bras. 2013 Aug;21(4):198- 201.

21Ferreira CLS, Moreira DF, Lima DLF, Ferraz ASM, Albuquerque VLM. Effets des exercices de musculation pour le renforcement des muscles de la cuisse chez les patients atteints de chondromalacie patellaire. Collection Research in Physical Education 2008;7(3):223-28.

22 Campos LMRMC, Silva J. Repercussions of physiotherapeutic treatment in patellofemoral instability. Perspectivas Online 2010;4(15):136-43.

CHAPITRE 7

Annexe A

QUESTIONNAIRE DE FULKERSON (échelle)

Fémoropatellaire

Nom : _____

Diagnostic : _____ Date :

Boiterie (10 points)

Jamais= 10

Lumière = 5

Intense= 0

Soutien (10 points)

Total = 10

Canne ou béquille = 3

Impossible de décharger le poids = 0

Monter les escaliers (10 points)

Pas de problème = 10

Légèrement affaibli = 6

Un pas à la fois = 2

Impossible = 0

Squat (5 points)

Pas de problème = 5   **TOTAL :**

Légèrement affaibli = 4

Pas au-delà de 90 degrés = 2

Impossible = 0

Fiche d'évaluation
Excellent : 95 - 100
Très bon : 90 - 94
Bon : 80 - 89
Satisfaisant : 70 - 79
Mauvais : < 70

Instabilité (10 points)

Ne falsifie jamais = 10

En cas d'activité intense = 5

Occasionnellement dans les activités quotidiennes = 5

Fréquemment dans les activités quotidiennes = 3

Tous les jours = 0

,

Fulkerson JP, Becker GJ, Meaney JÁ, Miranda M, Folcik MA. Transfert de la tubérosité tibiale antéro-médiale sans greffe de coiffe. AJSM 1990;18:490-7.

Douleur (45 points)

Aucun = 45

léger pendant un exercice intense = 40

Modéré lors d'un exercice physique intense = 35

Intense après un exercice intense = 25

Intense après avoir marché 1,6 km = 20

Intense après une marche de 0,8 km = 10

Constante et sévère = 2

Gonflement (10 points)

Aucun = 10

Lumière = 7

Avec des exercices lourds = 5

Avec exercices communs = 2

Constante = 0

Annexe B

Santo André, 23 mai 2012.

Formulaire de consentement éclairé

TITRE DE L'ENQUÊTE :

"Incidence de la douleur fémoro-patellaire chez les étudiants en physiothérapie de l'école de médecine ABC.

Vous êtes invité à participer à une enquête qui vise à : évaluer les plaintes de douleurs articulaires du genou chez les étudiants en physiothérapie de l'école de médecine ABC.

Le travail sera effectué pour collecter des données en relation avec les universitaires du cours de physiothérapie à FMABC, en vérifiant les données sur la douleur au genou et l'invalidité.

- Votre participation n'est pas obligatoire. Un refus ne posera pas de problème ;

- Les informations doivent être fournies volontairement ;

- L'identification de la personne évaluée reste confidentielle ;

- Ils peuvent retirer leur consentement à tout moment et cesser de participer à la recherche.

Si vous acceptez de participer :

- Vous devrez remplir un formulaire d'inscription et participer à une évaluation physique.

- La responsabilité en incombe à l'étudiante Larissa Lima, qui peut être contactée par téléphone.

Larissa Lima

Alessandra Biagi

Étudiant de la FMABC

Chercheur principal

Je déclare comprendre les objectifs et les avantages de ma participation et j'accepte d'y prendre part.

_____ RG :

Sujet de recherche

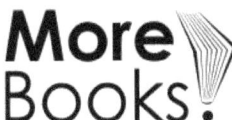
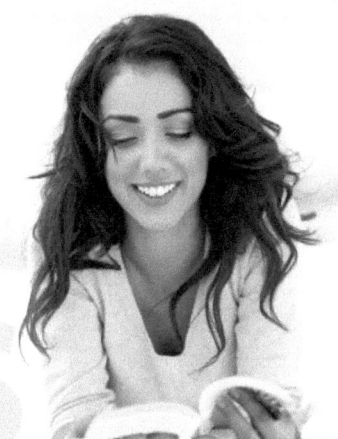
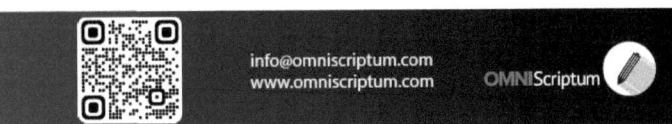

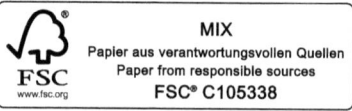
Printed by Books on Demand GmbH, Norderstedt / Germany